Emilie Ruiz

Recommandations dans le prévention de la mort inattendue du nourrisson

Emilie Ruiz

Recommandations dans le prévention de la mort inattendue du nourrisson

Etat des lieux chez les parents et les professionnels de la petite enfance dans le département des Deux-Sèvres en 2014

Presses Académiques Francophones

Impressum / Mentions légales
Bibliografische Information der Deutschen Nationalbibliothek: Die Deutsche Nationalbibliothek verzeichnet diese Publikation in der Deutschen Nationalbibliografie; detaillierte bibliografische Daten sind im Internet über http://dnb.d-nb.de abrufbar.
Alle in diesem Buch genannten Marken und Produktnamen unterliegen warenzeichen-, marken- oder patentrechtlichem Schutz bzw. sind Warenzeichen oder eingetragene Warenzeichen der jeweiligen Inhaber. Die Wiedergabe von Marken, Produktnamen, Gebrauchsnamen, Handelsnamen, Warenbezeichnungen u.s.w. in diesem Werk berechtigt auch ohne besondere Kennzeichnung nicht zu der Annahme, dass solche Namen im Sinne der Warenzeichen- und Markenschutzgesetzgebung als frei zu betrachten wären und daher von jedermann benutzt werden dürften.

Information bibliographique publiée par la Deutsche Nationalbibliothek: La Deutsche Nationalbibliothek inscrit cette publication à la Deutsche Nationalbibliografie; des données bibliographiques détaillées sont disponibles sur internet à l'adresse http://dnb.d-nb.de.
Toutes marques et noms de produits mentionnés dans ce livre demeurent sous la protection des marques, des marques déposées et des brevets, et sont des marques ou des marques déposées de leurs détenteurs respectifs. L'utilisation des marques, noms de produits, noms communs, noms commerciaux, descriptions de produits, etc, même sans qu'ils soient mentionnés de façon particulière dans ce livre ne signifie en aucune façon que ces noms peuvent être utilisés sans restriction à l'égard de la législation pour la protection des marques et des marques déposées et pourraient donc être utilisés par quiconque.

Coverbild / Photo de couverture: www.ingimage.com

Verlag / Editeur:
Presses Académiques Francophones
ist ein Imprint der / est une marque déposée de
OmniScriptum GmbH & Co. KG
Heinrich-Böcking-Str. 6-8, 66121 Saarbrücken, Deutschland / Allemagne
Email: info@presses-academiques.com

Herstellung: siehe letzte Seite /
Impression: voir la dernière page
ISBN: 978-3-8416-3131-2

Zugl. / Agréé par: Poitiers,Université de Poitiers, faculté de médecine,2014

Copyright / Droit d'auteur © 2015 OmniScriptum GmbH & Co. KG
Alle Rechte vorbehalten. / Tous droits réservés. Saarbrücken 2015

TABLE DES MATIERES :

1. INTRODUCTION 3
    1.1 Définitions 3
    1.2 Épidémiologie 3
    1.3 Facteurs de risque 4
        1.3.1 Les différents facteurs de risque et de protection 5
        1.3.2 L'étiologie de la Mort Inattendue du Nourrisson (MIN) 7
    1.4 Recommandations sur la prévention de la MIN 8
    1.5 Prévention et prise en charge de la MIN 10
        1.5.1 Les Centres de référence de la MIN 10
        1.5.2 Les moyens de prévention 11
    1.6 Buts de l'étude 12

2. MATERIELS ET METHODES 14
    2.1 Nature de l'étude 14
    2.2 Objectifs de l'étude 14
    2.3 Durée de l'étude 14
    2.4 Population de l'étude 14
        2.4.1 Critères d'inclusion 15
        2.4.2 Critères d'exclusion 15
    2.5 Schéma de l'étude 15
    2.6 Mode de recueil des données et critères d'évaluation de l'étude 16
    2.7 Principes généraux de l'analyse statistique 16

3. RESULTATS 17
    3.1 Description des inclusions 17
    3.2 Description des enfants inclus 17
        3.2.1 Sexe 17
        3.2.2 Antécédents 18
    3.3 Description de la population des parents 20
    3.4 Recommandations sur les pratiques de couchage 21
        3.4.1 Type de lit 21
        3.4.2 Conditions de couchage 23
        3.4.3 Température de la chambre 26
        3.4.4 Lieu de couchage 26
        3.4.5 Surveillance 26
    3.5 Recommandations pour les autres facteurs de risque dans la MIN 27
        3.5.1 L'utilisation de la tétine 27

   3.5.2 Le mode d'allaitement 27
   3.5.3 Le tabagisme passif 28
  3.6 Influence sur les positions de couchage 28
   3.6.1 Influence de l'extérieur 28
   3.6.2 Influence de l'âge 32
   3.6.3 Influence du rang de fratrie 32
   3.6.4 Influence de la prématurité et du poids de naissance 33
  3.7 Cumul des recommandations 35

4. DISCUSSION 36
  4.1 Rappels des résultats 36
  4.2 Discussion de la méthode 36
  4.3 Discussion des résultats 37
   4.3.1 Recommandations sur les pratiques de couchage 37
   4.3.2 Recommandations pour les autres facteurs de risque 39
   4.3.3 Influence sur les positions de couchage 40

5. CONCLUSION 44

BIBLIOGRAPHIE 46

ANNEXES 50

1. INTRODUCTION

1.1 Définitions :

Le concept de Mort Subite du Nourrisson (MSN) apparaît dès le 19ème siècle, sous le terme de Sudden Infant Death Syndrome (SIDS) chez les anglo-saxons. Il est connu comme la mort d'un enfant en bas âge et en bonne santé, retrouvé décédé dans son berceau sans explication apparente.

Une définition précise est donnée par Beckwith [1] en 1969 : « décès soudain d'un enfant inattendu, de par son histoire et dont le bilan post-mortem approfondi échoue à trouver une cause adéquate au décès ».

Cette définition a été modifiée au cours des années, puis en 2000, Flemming et Blair introduisent le concept de Mort Inattendue du Nourrisson (MIN ou Sudden Unexpected Death in Infancy, SUDI) [2] comme « tout décès survenu brutalement chez un nourrisson de moins de deux ans que rien dans ses antécédents ne laissait prévoir ».

La définition, la plus récente, pour la MSN est donnée par Krous et Beckwith en 2004 [3] : « tout décès inexpliqué d'un enfant de moins d' 1 an, survenant apparemment pendant le sommeil, qui reste inexpliqué après des investigations post-mortem comprenant une autopsie complète et une revue complète des circonstances du décès et de l'histoire clinique ».

Donc, la MIN englobe la MSN et les décès d'enfant de moins deux ans où une cause à été retrouvée après explorations post-mortem, ceux qui est le cas dans environ 20% des cas [4].

1.2 Épidémiologie:

Dans les dix années ayant suivi la publication de la définition de la MSN de Beckwith en 1969 [1], les statistiques américaines ont enregistré une augmentation très importante du nombre de MSN. En 1975, un code spécifique a été attribué à la

MSN dans la classification internationale des maladies (CIM) par l'OMS. La MSN est alors devenue une cause à part entière dans les certificats de décès.

En France, l'évolution des taux de décès par MSN entre 1975 et 2005 présente 4 phases [5] : une période de croissance rapide entre 1975 et 1980, puis une autre progression nettement plus modérée entre 1981 et 1991. Le pic a été atteint en 1991 et s'élevait à 192,5 pour 100000 naissances. A partir de 1992, on observe une très forte chute des taux de décès jusqu'en 1997. Depuis 1998, la baisse de la mortalité par MSN se poursuit régulièrement. En 2005, le niveau de mortalité revient à un niveau proche de celui observé durant les années 1970 (37,9 pour 100000) ; les MSN représentaient 23,5% des décès survenus entre 1 mois et 1 an de vie.

Actuellement, la MSN reste toujours la 3ème cause de décès des enfants de moins d'un an [5] soit environ 250 à 300 cas par an en France, après les infections de la période périnatale et les malformations congénitales. Son poids dans la mortalité varie selon l'âge au moment du décès. En période néonatale, elle constitue la septième cause de décès avant 6 jours, et au delà de la période néonatale (après 1 mois), elle est la première cause de décès chez les garçons et la deuxième derrière les affections périnatales chez la fille [5].

Il existe des disparités régionales en France et la région Poitou-Charentes a l'un des plus fort taux de décès (49,5 pour 100000 naissances) [5] avec le Nord-Pas-de-Calais, la Champagne-Ardenne, l'Ile-de-France et la Basse-Normandie.

Il existe également des disparités dans le monde, les taux les plus bas sont retrouvés au Japon et aux Pays-Bas avec 0,09 à 0,1 cas pour 1000 naissances et le taux le plus haut est retrouvé en Nouvelle-Zélande avec 0,8 cas pour 1000 naissances. Les Etats-Unis et le Royaume-Uni ont des taux intermédiaires avec 0,57 à 0,41 cas pour 1000 naissances [6].

1.3 Les facteurs de risque :

De nombreuses études épidémiologiques ont permis d'identifier des facteurs de risque ou protecteurs : certains font consensus, d'autres prêtent toujours à discussion. Grâce aux études cas-témoins et aux nombreuses études épidémiologiques menées depuis 40 ans, les facteurs de risque modifiables sont aujourd'hui bien identifiés.

1.3.1. Les différents facteurs de risque et de protection:

En 2008, l'équipe du CHU de Rennes a fait une synthèse de toutes les données épidémiologiques sur les facteurs de risque et de protection dans la MIN [7]. Entre 2007 et 2009, une enquête nationale de l'INVS [8] (première enquête prospective française sur le MIN de moins de 2 ans avec recueil d'information sur le lieu du décès) ayant répertorié tous les cas de MIN dans 17 départements, retrouve des facteurs de risques et de protection similaires. Les facteurs de risque retrouvés sont :

- ***La position de sommeil :***
La position de couchage dans la prévention de la MSN a toujours fait débat en particulier depuis les années 1940. En 1943, la position ventrale était recommandée, puis de 1954 à 1988, un certain nombre d'études était plutôt favorable à la position en décubitus latéral ou dorsal ; toutefois dans les livres concernant les soins de puériculture, la position ventrale est restée la référence de 1943 à 1988 [9, 10]. Les professionnels de santé conseillaient aux parents le couchage sur le ventre car ils pensaient ainsi limiter les risques d'étouffement en cas de vomissement ou de régurgitations.

L'hypothèse d'un rôle protecteur du couchage sur le dos a été avancée dès le début des années 1980, confirmée par un grand nombre de travaux menés entre 1970 et 1990 [9]. La position en décubitus ventral a été dénoncée comme facteur de risque majeur, dès 1983, par l'Académie de Médecine en France saisie par le Professeur Sénécal. Des études [10] ont montré que les risques sont l'asphyxie mécanique ou l'obstruction des voies aériennes, par enfouissement dans la literie ou un objet présent dans le lit, les réactions d'éveils diminuées, l'hyperthermie, et le risque d'inhalation. A partir de 1988, toutes les études et recommandations prônaient la position en décubitus dorsal concernant la prévention de la MSN [4, 5, 6].

En 1987, au Pays-Bas, ont été lancées les premières campagnes en faveur d'un couchage sur le dos des nourrissons et on a observé alors une baisse très significative du nombre de décès par MSN et de la mortalité post-natale. Puis, on a pu l'observer dans tous les pays développés [11, 12, 13], qui ont adhéré aux recommandations, y compris la France en 1994, avec la sensibilisation progressive de la communauté médicale et du grand public grâce aux campagnes nationales.

Dans l'étude INVS [8], 15% des enfants étaient couchés sur le côté et 39% sur le ventre au moment du décès.

- *L'environnement de couchage :*

Le risque de MIN [7, 12] augmente avec l'utilisation de couvertures, de couettes et l'emmaillotement dû au risque d'étouffement. D'autre part, lorsque la température de la chambre est élevée, il y a le risque d'une hyperthermie maligne en cas d'infection car les nourrissons de moins d'un an ne disposent pas des capacités de régulation nécessaires à l'homéostasie thermique. Dans l'étude INVS [8], 24% des enfants avaient un environnement inadapté et 28% une literie inadaptée

- *Le partage du lit ou « co-sleeping » :*

Il est très à risque [7, 14] avant 4 mois, chez les prématurés et les petits poids de naissance. Il l'est également lorsqu'il s'agit d'une mère fumeuse, ou ayant bu de l'alcool ou pris des drogues, ou avec une fatigue importante ; mais aussi lorsque les parents souffrent d'obésité, et lorsque le bébé est placé entre les deux parents, ou avec les aînés dans le lit.

Dans l'étude INVS [8], le co-sleeping était présent dans 9 % des cas de MIN de moins de un an.

Il faut également éviter de dormir avec un enfant sur un canapé ou dans un fauteuil, même pour une courte sieste [14, 15].

- *Le partage de la chambre ou « room sharing » :*

Il semble être un facteur protecteur [7] lorsque l'enfant dort dans la chambre des parents pendant les 6 premiers mois de vie.

- *La prématurité et l'hypotrophie* : Dans l'étude INVS [8], 17% des enfants décédés étaient prématurés (5% de moins de 32 SA) ; et 19% des enfants avaient un poids de naissance inférieur à 2500g. En conséquence de cette prématurité et/ou hypotrophie, 20% avaient été transférés en néonatologie après la naissance. Les positions de couchage sur le ventre et sur le côté seraient plus à risque chez les prématurés.

- *Le tabac :*

C'est un facteur de risque qui a été démontré [16], d'autant plus quand la mère a fumé pendant toute sa grossesse. La nicotine présente une toxicité directe sur le système nerveux central du fœtus, responsable d'altérations des mécanismes de contrôle du système autonome, générant ainsi un état de vulnérabilité.

Dans l'étude INVS [8], 28 % des MIN de moins d'un an avaient été exposés au tabac pendant la grossesse.

- *Les vaccinations :*

Elles auraient un effet protecteur [7], les enfants complètement vaccinés auraient 2 fois moins de risque que ceux non vaccinés.

D'autres facteurs semblent moins importants mais conduisent à certaines recommandations [7]:

- *L'allaitement maternel.*

- *L'usage des tétines :*

Il semblerait montrer un effet protecteur du fait que les capacités d'éveil seraient plus importantes si l'enfant s'endort avec sa tétine en particulier dans les positions autres que le décubitus ventral [17, 18]. Les mécanismes physiopathologiques précis sont toujours en cours d'étude.

- *Les conditions socio-économiques* :

En effet depuis l'application des conseils simples de prévention, les MIN surviennent dorénavant plus fréquemment lorsque les conditions de la famille sont défavorables. Il est probable que les messages de prévention y sont plus difficiles à faire appliquer. Certaines ethnies ont des taux de MIN plus importants, par exemple aux Etats-Unis les afro-américains ou en Australie les aborigènes [4]. Une étude canadienne [19] a montré que le niveau d'éducation maternel est inversement proportionnel au taux de position en décubitus dorsal.

1.3.2. L'étiologie de la MSN :

Il semblerait que l'étiologie de la MSN soit intégrée dans un modèle « triple risque » [20] avec la convergence de 3 facteurs :
- la période critique du développement,
- la vulnérabilité du nourrisson avec une immaturité cérébrale et cardiorespiratoire périnatale,
- un facteur extrinsèque exogène (facteurs de stress post-nataux comme une infection).

Ce concept de « triple risque » a été nommé par Wedgwood en 1972 puis repris en 1993 par Rognum et Saugstad, mais c'est en 1994 que Filiano et Kinney présente la meilleure connaissance de cette hypothèse en définissant la MSN comme « un trouble du développement, avec une origine en anténatal pendant la vie fœtale ».

C'est la convergence de ces trois facteurs qui provoquent une asphyxie progressive, une bradycardie, l'hypotension, et l'acidose métabolique, qui aboutit au décès de l'enfant [20], par 3 mécanismes : déficience respiratoire, déficience du système nerveux autonome, et déficience des mécanismes d'éveil.
Le rôle de la période critique est important puisque 90% des cas de MIN se produisent avant 6 mois [6], cela est dû à l'instabilité et à l'immaturité du système nerveux autonome, en particulier des mécanismes d'éveil.
La vulnérabilité du nourrisson est due principalement aux facteurs pré-nataux (tabagisme maternel pendant la grossesse, RCIU : Retard de Croissance Intra-Utérin, sexe masculin) et post-nataux (prématurité).
Et le facteur extrinsèque exogène pourrait être un stress comme une infection. On retrouve dans environ la moitié des cas une infection sous-jacente. Les infections virales jouent souvent un rôle de facteur déclenchant de l'accident [8].
Il semble également que dans 5% des cas, on retrouve des cas de maltraitance [8].

En résumé, le décès survient chez un enfant plus vulnérable que les autres, dans une période critique de son développement, durant une période de sommeil pendant laquelle les conditions de couchage sont défavorables. Ce modèle n'est pas applicable à tous les décès mais il permet de mieux comprendre l'aspect multifactoriel de ces accidents.

De nombreuses pistes sont en cours d'exploration (génétiques, enzymatiques, neurotransmetteurs, métaboliques, cardiologiques…) [4].

1.4 Recommandations sur la prévention de la MIN :

Suite à toutes les études épidémiologiques, deux grands organismes internationaux ont émis des recommandations en ce qui concerne la MIN : l'American Academy of Pediatrics (AAP) en 2000 [22] et 2005, actualisées en 2011 [21], et celles du Ministère de la Santé du Royaume-Uni en 2006. L'HAS (Haute Autorité de Santé), depuis 2007, a émis uniquement des recommandations [24] sur la prise en charge des cas de MIN. Il n'y a pas de recommandations de couchage officielles en France, ni sur le site du ministère chargé de la Santé ni sur celui de la Haute autorité en santé (HAS). Elles existent sur le site de la Société française de pédiatrie [23]. Et une nouvelle fiche de conseils de prévention vient d'être distribuée par Assurance Prévention avec la participation de l'association « Naître et vivre » mise à jour avec les nouvelles recommandations.

Pour l'AAP, les recommandations sont les suivantes [22] :

- ***Couchage sur les dos pour toutes les périodes de sommeil.***

Cette position doit être respectée pour toutes les périodes de sommeil : sieste, transport, et nuit.

Les dispositifs de maintien peuvent s'avérer dangereux, notamment les coussins de positionnement de la tête. Seule exception : chez les nourrissons souffrant d'un RGO sévère, on peut être obligé de soulever la tête du lit après avis médical.

Vers l'âge de 4 mois, le nourrisson couché sur le dos peut se retourner sur le ventre, c'est pourquoi à cet âge charnière, on encourage la position ventrale pour le jeu pendant l'éveil, pour favoriser l'acquisition d'un bon tonus cervical, et la motricité spontanée, ainsi que d'alterner la position de la tête lors du coucher.

- ***Utiliser un matelas ferme et une literie adaptée non endommagée.***

Le lit doit avoir des parois latérales ouvertes, perméables à l'air, rigides, et être adapté à l'âge, c'est à dire un lit à barreaux avec un matelas adapté au lit.

Les porte-bébés, écharpes, poussettes, cosy, sièges-auto ne sont pas recommandés pour les périodes de sommeil, particulièrement pour les nourrissons de moins de 4 mois. Si l'enfant s'endort, il faut le replacer sur une surface adaptée.

Pour le portage, il est important de toujours vérifier que le visage est visible et que le nez et la bouche ne sont pas obstrués et restent dégagés. Il faut faire attention au risque de confinement aérien et à la position fœtale chez le tout petit.

Les lits parapluie sont sûrs en cas de lit d'appoint si on ne rajoute pas de matelas en plus.

- ***Le matériel mou ou des objets tels que les oreillers, édredons, couettes, peaux de mouton, peluches, tours de lit, cocons, cale-bébé ne devraient pas être laissés dans le lit de l'enfant.***

- ***Partage de la chambre parentale sans partage du lit parental.***

Pas de « co-bébé » ou « co-sleeping ». Les situations à risque sont : le nourrisson de moins de 3 mois ; les parents fumeurs ; un adulte fatigué ou ayant pris des médicaments ou substances psychotropes ; le sommeil sur d'autres structures (canapé, chaises,...).

Ces recommandations ont déclenché un vif débat autour du partage du lit en raison du probable bénéfice pour l'allaitement et les interactions mère-enfant [6].

Le « room- sharing », partage de la chambre parentale, est recommandé jusqu'à 6 mois, avec le lit placé près du lit des parents, ce qui facilite l'allaitement, le contact et les interactions mère-enfant.

- *Suivi prénatal régulier pendant la grossesse.*

- *Ne pas fumer pendant et après la grossesse et éviter le tabagisme passif (idem pour les substances psychotropes et l'alcool).*

- *L'usage de la tétine doit être proposé pour la sieste et la nuit.*

Les conseils d'utilisation sont : de mettre la tétine au moment du coucher de l'enfant, de ne pas la placer quand il dort, de ne pas forcer l'enfant à la prendre, de ne pas enduire la tétine de solution sucrée. Il faut la nettoyer souvent, la remplacer régulièrement, ne pas l'attacher au vêtement de l'enfant et retarder son utilisation jusqu'à 1 mois s'il y a un souhait d'allaitement maternel.

- *Éviter l'hyperthermie. Chambre entre 18 et 20°C.*

Ne pas trop couvrir et éviter de multiplier les couches de vêtements. Il faut préférer un enfant dans une turbulette avec une taille et une épaisseur adaptée en fonction de la température.

- *Éviter les produits commerciaux vendus comme réduisant le risque de MIN.*

Pas d'utilisation de scope cardiorespiratoire de surveillance à la maison, même pour les prématurés.

- *Vaccinations à jour.*

- *Préconiser l'allaitement maternel.*

1.5 Prévention et Prise en charge de la MIN :

1.5.1 Les centres de référence de la MIN :

En France, des groupes de travail sur la MSN ont été mis en place dès 1983. Reconnaissant pour la première fois en France la MSN, comme un problème de santé publique, une circulaire ministérielle du 14 mars 1986 a désigné des Centres de Référence dans les Centres Hospitaliers Universitaires et Régionaux.

Récemment rebaptisés Centres de Référence de la Mort Inattendue du Nourrisson (CRMIN), ils sont chargés de la prise en charge de l'enfant décédé, avec les hôpitaux d'accueil environnants et l'aide aux équipes d'urgence qui interviennent à domicile (selon les recommandations de l'HAS [24]) ; et également de l'accueil et du suivi des parents. Certains décès liés à la maltraitance sont ignorés par absence d'explorations post-mortem adéquat, d'où l'importance de transport des corps dans les CRMIN.

Les Centres de Référence ont également en charge l'organisation de la recherche, de l'enseignement et de la diffusion d'informations dans leur région sur la MIN. La diffusion des conseils de prévention auprès des divers professionnels concernés par la petite enfance, en partenariat avec l'association Naître et Vivre [25], a représenté ces dernières années une part très importante de l'activité d'un certain nombre des CRMIN.

Depuis 2012, ils se réunissent à un congrès national pour harmoniser leur pratique et agir au niveau national. En 2013, il y a eu la création de l'ANCReMIN: Association Nationale des Centres de Recherche sur la Mort Inattendue du Nourrisson, ainsi que prochainement, d'un observatoire national de la MIN.

1.5.2 Les moyens de prévention :

Les parents d'enfants décédés sur le ventre disent douloureusement qu'ils avaient pensé bien faire, en réponse à des difficultés d'endormissement, des pleurs, des coliques, un inconfort et qu'ils n'avaient pas compris l'importance vital du conseil de la position de couchage sur le dos. Les messages de prévention doivent être clairs, perçus, convaincants pour tous ces jeunes parents et leur entourage, et devraient être diffusés par l'ensemble des soignants et professionnels impliqués dans la petite enfance. Il persiste malheureusement des voix médicales, paramédicales, médiatiques, et familiales pour encore douter et minimiser l'importance de ces conseils.

La responsabilité des équipes de maternité, de la protection maternelle et infantile (PMI) et des pédiatres est majeure, chaque consultation, chaque pesée, chaque visite à domicile devraient être l'occasion de s'assurer que l'enfant dort habituellement sur le dos et éventuellement de redonner des explications claires. Sur le tabagisme passif, les consultations prénatales des médecins et sages-femmes devraient toujours être l'occasion de sensibiliser et d'aider les femmes au sevrage tabagique.

Les professionnels de santé doivent se mobiliser car ils sont les meilleurs relais de cette prévention. Trop souvent, ils ont peur d'effrayer les jeunes parents en évoquant le risque tellement angoissant de la mort de l'enfant. En réalité, les parents ayant déjà lu ou entendu pendant la grossesse des arguments flous ou contradictoires sont au contraire réceptifs et rassurés que des professionnels abordent le sujet, avec des arguments scientifiques et leur permettent d'agir et de réduire les risques au maximum.

La Direction Générale de la Consommation et de la Répression des Fraudes (DGCRF) devrait s'emparer du sujet de la sécurité de certains objets de puériculture (matelas séparés pour lit parapluie, réducteurs de lit ou cale-bébé, oreillers « anti-tête plate »,...), en luttant contre leur mise sur le marché ou en obligeant à un avertissement.

Elle devrait veiller, à ce que les photos publicitaires ou promotionnelles, quel qu'en soit le sujet, ne montrent jamais de petits nourrissons dormant sur le ventre ou sur le côté, sur un oreiller ou une couette.

En effet, on retrouve de nombreux objets inutiles et dangereux et pourtant largement proposés dans le commerce et visualisés dans la publicité. Les parents insuffisamment informés risquent fort d'être tentés de les utiliser sur les incitations de vendeurs ou de sites commerciaux dont le seul but est de profiter au maximum du potentiel de consommation que représente chaque naissance. De nombreux gadgets de puériculture sont présents sur le marché, vendus avec des arguments de sécurité, de confort, ou encore de cocooning et de retour à la nature (surveillance audio, vidéo, coussins de positionnement, poufs, cocons....). N'étant pas des dispositifs médicaux, ils ne sont soumis qu'à des normes de sécurité standard. En cas de décès, leur responsabilité ou leur inefficacité est bien difficile à prouver, pour différentes raisons, ce qui ne permet aucune action des organismes de sécurité ou de la justice.

1.6 Buts de l'étude

Les habitudes de vie, les pratiques de puériculture et les pratiques médicales ont fait l'objet de nombreuses recommandations pour mieux prévenir la survenue des

MIN.

Malgré un contexte de baisse générale, les taux de décès par MIN demeurent encore élevés en France, en particulier dans notre région. L'homogénéisation de la prévention doit être recherchée et soutenue. Or, il n'y a pas eu de campagne nationale en faveur d'un meilleur couchage des enfants en France depuis 2001. Les messages du carnet de santé n'ont également pas actualisés depuis de nombreuses années, en particulier sur le « co-sleeping », pratique à la mode éminemment dangereuse.

L'étude de l'INVS [8], recommande de renouveler les campagnes sur le bon couchage au niveau du grand public, mais également au niveau des professionnels de la petite enfance.

Une étude réalisée aux États-Unis, a montré l'intérêt de l'éducation des professionnels de santé aux nouvelles recommandations pour diminuer le taux de MSN et donner une information correcte et adaptée aux parents [26]. De plus, dans 20 % des cas [8], les décès surviennent lorsqu'ils sont gardés par une tierce personne (assistants maternels, crèches,…), probablement car l'environnement est modifié. Dans une grande proportion, les décès surviennent dans la première semaine de garde [8].

C'est pourquoi, cette étude a proposé de faire un état des lieux de l'application des recommandations sur la prévention de la MIN chez les parents consultants à la PMI dans les Deux-Sèvres ; mais également, chez les professionnels de la petite enfance (structures d'accueil, et assistants maternels) dans le département des Deux-Sèvres.

2. MATERIEL ET METHODES

2.1 Nature de l'étude :

Ce travail est une étude épidémiologique descriptive, unicentrique, réalisée par l'intermédiaire du service de PMI, structure du conseil général du département des Deux-Sèvres.

2.2 Objectif de l'étude :

Objectif primaire : Il s'agit de faire un état des lieux de l'application des recommandations concernant la MIN chez les parents consultant la PMI du département des Deux-Sèvres et les sensibiliser à la prévention de la MIN.

Objectifs secondaires : Il s'agit de faire un état des lieux de l'application des recommandations concernant les professionnels de la petite enfance : assistants maternels et structures d'accueil jeune enfant dans le département des Deux-Sèvres et les resensibiliser, si besoin, à la prévention de la MIN.

2.3 Durée de l'étude :

Pendant 2 mois, les puéricultrices de la PMI du département des Deux-Sèvres ont inclus les parents qui consultent à la PMI pour leur enfant de 0 à 2 mois.
Parallèlement, l'envoi des courriers, ainsi que la récupération des questionnaires par courrier ou par mail s'est fait auprès des professionnels de la petite enfance (structures d'accueil jeune enfant, et assistants maternels).

2.4 Population de l'étude :

2.4.1 Critères d'inclusion :

Sont inclus dans l'étude :

Tous les parents de nouveau-nés, consultant à la PMI auprès des puéricultrices dans les deux premiers mois de vie.

Tous les assistants maternels du département des Deux-Sèvres, qui accueillent les enfants de moins d'un an, et qui complètent les questionnaires.

Toutes les structures d'accueil du jeune enfant (multi-accueil, crèche, halte-garderie,…) qui accueillent des enfants de moins d'un an et qui complètent les questionnaires.

2.4.2 Critères d'exclusion :

Sont exclus de l'étude tous les parents des enfants qui ont plus de 2 mois au moment de la consultation et les enfants accueillis chez les assistants maternels et les structures d'accueil qui ont plus d'un an le jour de l'inclusion.

2.5   Schéma de l'étude :

Pour les parents : la puéricultrice de la PMI a complété avec les parents pour chaque enfant, correspondant aux critères d'inclusion, le questionnaire concernant les conditions de couchage. Les questions ont été posées de façon semi-directive aux parents du 15 novembre 2013 au 15 janvier 2014. Certaines questions étaient ouvertes. Le temps à consacrer au questionnaire pour chaque enfant n'excédait pas quelques minutes (*cf ANNEXE 3*).

Pour les professionnels (structures d'accueil et assistants maternels) : envoi du questionnaire par courrier au mois d'octobre 2013 qu'ils ont dus compléter pour chaque enfant présent (moins d'un an) dans la structure sur la journée, où ils complètent le questionnaire, avant fin décembre 2013 et renvoyer les questionnaires par mail ou par courrier (*cf ANNEXE 1 et 2*).

2.6 Mode de recueil des données et critère d'évaluation :

Le recueil des données s'est fait par un questionnaire, d'administration directe et indirecte, sur les conditions de couchage, les facteurs protecteurs et à risque en lien avec la prévention de la MIN, basé sur les recommandations de l'AAP [22], de façon anonyme, et unique pour chaque enfant.

L'évaluation des données est faite avec:

Un critère principal : Evaluation du score global du respect des recommandations après réponses au questionnaire par les professionnels de la petite enfance et les parents.

Un critère secondaire : Evaluation du score pour chaque critère des recommandations.

2.7 Principes généraux de l'analyse statistique :

L'analyse statistique a été réalisée sous les logiciels Epi-info7 et Excel 2003.

Les variables quantitatives sont décrites par la moyenne. Les variables qualitatives sont résumées par l'effectif brut et le pourcentage correspondant pour chacune des modalités.

Pour les réponses aux recommandations, nous avons établi quatre catégories de respect des recommandations :
- Faible : moins de 50% de respect de l'ensemble des recommandations.
- Moyen : de 50 à 75 % de respect de l'ensemble des recommandations.
- Correcte : de 75 à 99% de respect de l'ensemble des recommandations.
- Parfait : 100% de respect de l'ensemble des recommandations.

Pour les différentes comparaisons, afin d'évaluer les influences, ont été réalisés des tests de chi-deux corrigé de Yates. On a regroupé les effectifs en deux groupes : bonne réponse > 75% de respect des recommandations et mauvaise réponse < 75% de respect des recommandations, sinon les effectifs pour les comparaisons étaient trop faibles.

Un degré de signification $p < 0,05$ était considéré comme statistiquement significatif.

3. RESULTATS

3.1 Description des inclusions :

Nous avons envoyé des questionnaires à 3000 assistants maternels, et à 46 structures.
Nous avons reçu 27 réponses de structures avec 132 questionnaires, soit un taux de réponse de 59% avec un taux d'exploitation de 100%.
Nous avons reçu 611 réponses d'assistants maternels dont 82 ont été exclue, et 529 inclue, soit un taux de réponse d'environ 20% avec un taux d'exploitation de 86%.
Nous avons obtenu 82 questionnaires des puéricultrices avec 10 non inclus soit un taux d'exploitation de 87%.
Au total, 733 questionnaires ont pu être exploités dans notre étude.

3.2 Description des enfants inclus :

Nos questionnaires concernaient 3 populations différentes : nourrissons de moins d'un an dans les structures d'accueil jeune enfant, et chez les assistants maternels et les nourrissons de moins de 2 mois consultant avec leurs parents à la PMI. Pour chaque enfant, nous avons repris le sexe, le rang dans la fratrie, le type de grossesse (simple ou multiple), la prématurité, et le terme de naissance. Concernant le questionnaire des parents, nous avons récupéré en plus le lieu de naissance et l'hospitalisation ou non dans un service de néonatologie.

3.2.1 : Sexe :

La répartition des sexes est répartie de façon similaire dans les 3 groupes et identique pour chaque sexe.

Tableau 1 : Répartition des sexes. (Ass mat : Assistant Maternel)

SEXE	Fréquence Ass mat	%	Fréquence parents	%	Fréquence structure	%
Pas de donnée	10	1,89%	1	1,39%	2	1,51%
Féminin	259	48,96%	34	47,22%	67	50,76%
Masculin	260	49,15%	37	51,39%	63	47,73%
Total	529	100,00%	72	100,00%	132	100,00%

3.2.2 : Antécédents :

- *Rang dans la fratrie* :

On retrouve une grande majorité de premier ou deuxième d'une fratrie dans les 3 groupes de façon similaire.

Tableau 2 : Répartition des rangs de fratrie. (Ass mat : Assistant Maternel)

RANG FRATRIE	Fréquence Assmat	%	Fréquence parents	%	Fréquence structure	%
Pas de donnée	64	12,10%	1	1,39%	8	6,06%
1	243	45,94%	37	51,39%	50	37,88%
2	178	33,65%	22	30,56%	52	39,39%
3	38	7,18%	6	8,33%	14	10,61%
4	4	0,75%	4	5,55%	3	2,27%
5	1	0,19%	2	2,78%	5	3,79%
6	1	0,19%	0	0%	0	0%
Total	529	100,00%	72	100,00%	132	100,00%

- *Prématurité :*

Le terme dans le groupe des parents variait de 30 à 40 SA avec une médiane à 39 SA.

Tableau 3 : Répartition de la prématurité. *(Ass mat : Assistant Maternel)*

	Fréquence assmat	%	Fréquence parents	%	Fréquence structure	%
Pas de donnée	31	5,86%	0	0%	4	3,03%
Non	481	90,93%	64	88,89%	119	90,15%
Oui	17	3,21%	8	11,11%	9	6,82%
Total	529	100,00%	72	100,00%	132	100,00%

- ***Lieu de naissance*** :

Chez les parents, 76% (n : 55) des enfants sont nés au CH de Niort, 8,33% (n : 6) au CH de Bressuire, 3 sont nés à la Clinique Inckermann, 3 au CHU de Poitiers et 1 à domicile.

- ***Hospitalisation dans un service de néonatologie*** :

Dans le questionnaire des parents, on a retrouvé que 15,28% (n : 11) des enfants ont été hospitalisés en néonatologie.

- ***Poids de naissance*** :

Chez les assistants maternels, le poids minimum retrouvé était de 860g, et maximum de 4760g, pour une médiane à 3290g.
Chez les parents, les poids variaient de 1295g à 4360g pour une médiane à 3115g.
Au niveau des structures, les poids variaient de 1835g à 4930g pour une médiane à 3200g.

- ***Type de Grossesse*** :

On retrouve une plus grande proportion de grossesse gémellaire au niveau des structures.

Tableau 4 : Répartition du type de grossesse. (Ass mat : Assistant Maternel)

GROSSESSE	Fréquence assmat	%	Fréquence parents	%	Fréquence structure	%
Pas de donnée	31	5,86%	0	0%	7	5,30%
Multiple	7	1,32%	2	2,78%	12	9,09%
Simple	491	92,82%	70	97,22%	113	85,61%
Total	529	100,00%	72	100,00%	132	100,00%

3.3 Description de la population des parents :

Les puéricultrices, interrogeant les parents, ont répertorié quelques informations en plus.

- *Interlocuteur :*

Les puéricultrices de PMI ont répondu aux questionnaires dans 83,3% des cas avec la maman et dans le reste des cas avec les deux parents.

- *Niveau d'étude :*

On remarque une répartition très variable dans le niveau d'étude des parents avec plus de la moitié dans le supérieur et technique.

Tableau 5 : Répartition du niveau d'étude chez les parents.

	Fréquence Père	Pourcentage	Fréquence Mère	Pourcentage
Pas de donnée	2	2,78%	2	2,78%
Primaire	5	6,94%	3	4,17%
Secondaire	17	23,61%	25	34,72%
Supérieur	19	26,39%	25	34,72%
Technique	29	40,28%	17	23,61%
Total	72	100,00%	72	100,00%

3.4 Recommandations sur les pratiques de couchage :

Nos questionnaires nous ont permis d'étudier plusieurs variables concernant les pratiques de couchage du nourrisson, basées sur les recommandations américaines [22].

3.4.1 : Type de lit :

- *Pendant la nuit :*

Chez les parents, le couchage correct dans un lit à barreaux ou lit parapluie sans matelas est seulement de 50% (n : 36) pendant la nuit. On retrouve une quantité non négligeable soit 9,72% de cosleeping.

Tableau 6 : Répartition du type de couchage pendant la nuit.

LIT	Fréquence parents	Pourcentage
Lit barreaux	35	48,61%
Lit parapluie sans matelas	1	1,39%
Lit parapluie avec matelas	3	4,17%
Couffin	22	30,56%
Lit parental	7	9,72%
Autre	4	5,55%
Total	72	100,00%

- *Pendant la sieste :*

Lit :
Pour les 3 populations, nous avons repris ce critère. Les recommandations sont l'utilisation d'un lit à barreaux ou un lit parapluie sans matelas en appoint. On objective la très faible proportion chez les parents du suivi des recommandations contrairement aux structures. Il y a également une utilisation des lits parapluie majoritaire chez les assistants maternels.

90,93% (n : 481) des enfants ont un type de lit recommandé chez les assistants maternels, 99,24 % (n : 131) dans les structures, mais seulement 33,33% (n : 24) chez les parents.

Tableau 7 : Répartition du type de couchage pendant la sieste.
(Ass mat : Assistant Maternel)

LIT	Fréquence Ass mat	%	Fréquence Parents	%	Fréquence Structure	%
Pas de donnée	2	0,38%	0	0%	1	0,76%
Lit à barreaux	197	37,24%	24	33,33%	127	96,21%
Lit parapluie sans matelas	284	53,69%	0	0%	4	3,03%
Lit parapluie avec matelas	40	7,56%	3	4,17%	0	0%
Couffin	4	0,75%	21	29,17%	0	0%
Lit adulte ou parental	1	0,19%	4	5,56%	0	0%
Autre	1	0,19%	20	27,77%	0	0%
Total	529	100,00%	72	100,00%	132	100,00%

Matelas adapté :
Selon les recommandations, un lit à barreaux doit avoir le matelas du lit adapté c'est-à-dire qu'il doit toucher les 4 bords du lit.
Chez les assistants maternels, 93,76% (n : 496) déclarent avoir un matelas adapté au lit et 5,1% (n : 27) n'ont pas répondu à la question.
Chez les parents, 97,22% (n : 70) disent avoir un matelas adapté.
Dans les structures, 96,97% (n : 128) déclarent avoir un matelas adapté, et les autres n'ont pas répondu à la question.

- ***Pendant les déplacements :***

Cet item n'a été étudié que chez les parents pour évaluer quel matériel ils utilisaient dans les déplacements. 43,06% (n : 31) déclarent utiliser pour leur déplacement le cosy, la poussette ou une nacelle ; 22,22% (n : 16) un porte bébé et 20,83% (n : 15) une écharpe ou hamac de portage.

3.4.2 : Conditions de couchage :

Les autres recommandations étudiées dans les questionnaires pour les 3 populations concernent bien évidemment les autres conditions de couchage, en particulier la position, et les accessoires dans le lit.

- ***Position*** :
On objective que la consigne la plus connue du décubitus dorsal n'est pas forcément respectée. Particulièrement chez les parents, 23,61% sont couchés dans une mauvaise position (décubitus latéral ou ventral). Cela ne concerne que quelques enfants dans les structures (3,79% en mauvaise position) ; et un peu plus chez les assistants maternels (5,86% en mauvaise position).

Tableau 8 : Position de couchage. (Ass mat : Assistant Maternel)

POSITION	Fréquence Ass mat	%	Fréquence Parents	%	Fréquence Structures	%
Pas de donnée	5	0,95%	0	0%	1	0,76%
Côté	14	2,65%	13	18,05%	2	1,52%
Dos	493	93,19%	55	76,39%	126	95,45%
Ventral	17	3,21%	4	5,56%	3	2,27%
Total	529	100,00%	72	100,00%	132	100,00%

- ***Accessoires dans le lit*** :
Selon les recommandations, on ne doit retrouver aucun objet autour de la tête de l'enfant. Cette consigne est très peu respectée : 72,59% chez les assistants maternels ne la respecte pas, 77,78% chez les parents et 93,18% (n : 123) dans les structures. Cela est principalement dû à la présence d'une peluche ou doudou dans le lit et également de la présence d'un tour de lit.

Tableau 9 : Répartition du type d'accessoires présent dans le lit.
(Ass mat : Assistant Maternel)

PRESENCELIT	Fréquence Assmat	%	Fréquence Parents	%	Fréquence structures	%
Pas de donnée	4	0,76%	0	0%	1	0,76%
Rien	141	26,65%	16	22,22%	8	6,06%
Peluche ou doudou	314	59,36%	14	19,44%	114	86,36%
Tour de lit	19	3,59%	8	11,11%	0	0%
Cocon ou cale bébé ou oreiller	12	2,27%	3	4,17%	7	5,30%
Peluche et 1 ou 2 autres éléments	36	6,81%	31	43,06%	0	0%
Autre	3	0,56%	0	0%	2	1,52%
Total	529	100,00%	72	100%	132	100,00%

- *Couvert* :

Selon les recommandations, l'utilisation de la turbulette est fortement conseillée. Dans les périodes de chaleur, bien évidemment elle n'est pas obligatoire. La proportion d'enfant correctement couvert est de 95,27 % chez les assistants maternels, de 96,21% (n : 127) dans les structures et de seulement 66,67% (n : 48) chez les parents.

Tableau 10 : Répartition du type de couverture.
(Ass mat : Assistant Maternel)

	Fréquence Ass mat	%	Fréquence Parents	%	Fréquence Structure	%
Pas de donnée	2	0,38%	1	1,39%	1	0,76%
Autre	7	1,32%	1	1,39%	4	3,03%
Turbulette	500	94,52%	48	66,67%	125	94,69%
Rien	4	0,76%	0	0%	2	1,52%
Couverture ou couette	6	1,13%	19	26,38%	0	0%
Drap	1	0,19%	0	0%	0	0%
Nid d'ange	9	1,70%	3	4,17%	0	0%
Total	529	100,00%	72	100,00%	132	100,00%

- *Habillage :*

Il n'y pas de recommandations claires concernant l'habillement mais il semble plus adapté de mettre l'enfant en pyjama ou body selon la température. Car les habits ne sont pas forcement adaptés et peuvent augmenter la température de l'enfant s'il est trop couvert avec de nombreuses épaisseurs. Cette option n'est pas forcement très suivie sauf chez les parents où on retrouve 94,44% (n : 68) des enfants correctement vêtus.

Tableau 11 : Répartition du type d'habillement.
(Ass mat : Assistant Maternel)

HABIT	Fréquence Ass mat	%	Fréquence parents	%	Fréquence Structure	%
Pas de donnée	3	0,57%	0	0%	2	1,52%
Pyjama et/ou body	364	68,81%	68	94,44%	98	74,24%
Reste habillé	152	28,73%	4	5,56%	30	22,72%
Autre	10	1,89%	0	0%	2	1,52%
Total	529	100,00%	72	100%	132	100,00%

3.4.3 : La température de la chambre :

Les recommandations concernant la température ambiante de la chambre sont claires : entre 18 et 20°C encore une fois pour éviter l'hyper ou l'hypothermie de l'enfant.

Tableau 12 : La température. (Ass mat : Assistant Maternel)

TEMPERATURE	Fréquence Ass mat	%	Fréquence Parents	%	Fréquence Structure	%
Pas de donnée	4	0,76%	0	0%	1	0,76%
Inf à 18°C	41	7,75%	1	1,39%	0	0%
Entre 18 et 20°	480	90,73%	58	80,55%	115	87,12%
Sup à 18°C	4	0,76%	13	18,06%	16	12,12%
Total	529	100,00%	72	100,00%	132	100,00%

3.4.4 : Lieu de couchage :

Chez les assistants maternels, 86,58% (n : 458) des enfants dorment dans une chambre seule et 12,48% (n : 66) dorment à plusieurs dans une chambre.

Chez les parents, 54,17% (n : 39) des enfants dormiraient dans la chambre parentale ce qui est une des recommandations à cet âge, et 44,44% (n : 32) dormiraient dans leur propre chambre.

Dans les structures d'accueil, 84,09% (n : 111) dormiraient dans un dortoir tout âge ou bébé, et 14,39 % (n : 19) dormiraient en partie dans la salle d'activité.

3.4.5 : Surveillance :

Concernant la surveillance, il n'y pas de recommandations claires mais il semble justifier d'avoir une surveillance régulière, l'utilisation du babyphone n'est pas obligatoire, elle est souvent anxiolytique pour les professionnels et les parents.

Tableau 13 : Répartition du type de surveillance.
(Ass mat : Assistant Maternel)

SURVEILLANCE	Fréquence Ass mat	%	Fréquence Parents	%	Fréquence Structure	%
Pas de donnée	5	0,95%	0	0%	2	1,52%
Continue ou visuel	95	17,96%	22	30,56%	49	37,12%
Discontinue seule	244	46,12%	25	34,72%	3	2,27%
Babyphone (Bb)	64	12,10%	5	6,94%	10	7,58%
Discontinue ou visuel avec Bb	110	20,79%	17	23,61%	64	48,48%
Autre	11	2,08%	3	4,17%	4	3,03%
Total	529	100,00%	72	100,00%	132	100,00%

3.5 Recommandations pour les autres facteurs de risques dans la MIN :

3.5.1 : L'utilisation de la tétine :

65,41% (n : 346) des enfants utiliseraient une tétine pour dormir chez les assistants maternels, 48,61% (n : 35) chez les parents et 58,33 % (n : 77) dans les structures.

3.5.2 : Le mode d'allaitement :

L'allaitement maternel est une recommandation. Evidemment pour les populations chez les assistants maternels et les structure, au vu de l'âge des enfants et de leur mise en collectivité la proportion est moindre.

Si on considère que l'allaitement maternel exclusif ou mixte, diversifié ou non, est correcte. Cette recommandation est suivie à seulement 10,02% (n : 53) chez les assistants maternels et 12,88% (n : 17) dans les structures, mais dans 59,72% (n : 43) chez les parents.

Tableau 14: Le type d'allaitement.
(Ass mat : Assistant Maternel, A.mat : allaitement maternel, A.artif : allaitement artificiel, A.mixte : allaitement mixte)

ALLAITEMENT	Fréquence Ass mat	%	Fréquence Parents	%	Fréquence Structure	%
Pas de donnée	5	0,95%	0	0%	3	2,27%
A.mat exclusif ou diversification	23	4,35%	31	43,06%	9	6,82%
A.artif exclusif ou diversifié	249	47,07%	29	40,27%	75	56,82%
A.mixte ou diversifié	30	5,67%	12	16,67%	8	6,06%
Diversifié	222	41,96%	0	0%	37	28,03%
Total	529	100,00%	72	100%	132	100,00%

3.5.3 : Le tabagisme :

92,06% (n : 38) des assistants maternels se déclarent non-fumeurs. En revanche, 30,56% (n : 22) des parents se déclarent fumeurs.

3.6 Influence sur les conditions de couchage :

Nous avons essayé de répertorier ce qui pouvait influencer le respect des recommandations concernant la MIN chez les enfants.

3.6.1 : Influence de l'extérieur :

D'abord, nous nous sommes intéressés à la provenance des conseils de couchage.

Tableau 15 : Influence de l'extérieur sur les conditions de couchage.
(Ass mat : Assistant Maternel)

INFLUENCE	Fréquence Ass mat	%	Fréquence Parents	%	Fréquence Structures	%
Pas de donnée	9	1,70%	4	5,56%	1	0,76%
Parents et/ou une aide extérieur intra familiale	146	27,6 %	0	0%	14	10,61%
Formation, PMI, médecin, protocoles	299	56,52%	35	48,61%	115	87,11%
Magazines, média	41	7,75%	15	20,83%	0	0%
autres	34	6,43%	18	25,00%	2	1,52%
Total	529	100,00%	72	100,00%	132	100,00%

96,41% (n : 510) des parents sont d'accord avec le couchage des assistants maternels, et 98,48% (n : 130) dans les structures.

Les sources d'informations sur le couchage semblent en grande partie venir du milieu médical (formation, PMI, médecin traitant, protocoles,..) mais les proches en particulier la famille semblent jouer également un rôle important.

Puis on a pris en compte que la réponse « équipe PMI » à la question: « qui a influencé votre façon de coucher votre enfant ? ». On a réparti les répondants en bon répondeur = taux de bonne réponse aux recommandations > 75% et mauvais répondeur = taux de réponse aux recommandations < 75%.

Tableau 16 : Influence de la PMI.

(Ass mat : Assistant Maternel, rép. = réponse, struct.= structures)

Influence	Taux rép. assmat		Taux rép parents		Taux rép struct.	
	Bon	Mauvais	Bon	Mauvais	Bon	Mauvais
Non PMI	299	204	6	59	67	52
%	59,44%	40,56%	9,23%	90,77%	56,30%	43,70%
PMI	6	12	0	3	12	0
%	33,33%	66,67%	0,00%	100,0%	100,00%	0,00%
TOTAL	305	216	6	62	79	52
%	58,54%	41,46%	8,82%	91,18%	60,31%	39,69%

Chez les assistants maternels, la comparaison (test de Chi-square corrigé de Yates) entre le groupe de bon répondeur et celui de mauvais répondeur a retrouvé une différence statistique significative (p = 0,049 < 0,05) entre les deux groupes. Les bons répondeurs sont moins influencés par la PMI.

Alors que dans les structures, la même comparaison entre les deux groupes retrouve une différence statistique significative dans le sens inverse. C'est-à-dire, que le groupe des bons répondeurs a eu une influence positive de la PMI (p = 0,008).

Chez les parents, la comparaison entre les deux groupes ne retrouve pas de différence significative avec un p = 0,62 > 0,05.

Ensuite, on a regardé l'influence du passage à la maternité et d'une hospitalisation en néonatologie.

Tableau 17: Influence de la maternité chez les parents.

	Bon	Mauvais	Total
non	4	39	43
%	9,30%	90,70%	100,00%
oui	2	23	25
%	8,00%	92,00%	100,00%
TOTAL	6	62	68
%	8,82%	91,18%	100,00%

Chez les parents, on ne retrouve pas de différence significative (p = 0,79) au niveau de l'influence de la maternité.

Tableau 18 : influence d'une hospitalisation en néonatologie chez les parents.

	Bon	Mauvais	Total
Non	4	56	60
%	6,67%	93,33%	100,00%
Oui	2	9	11
%	18,18%	81,82%	100,00%
TOTAL	6	65	71
%	8,45%	91,55%	100,00%

On ne retrouve pas de différence significative avec une hospitalisation en néonatologie (p = 0,5). C'est-à-dire, que les enfants, s'ils sont hospitalisés en néonatologie n'ont pas un meilleur couchage que ceux qui ne sont pas hospitalisés, mais on remarque qu'il y a une influence positive sur le couchage s'ils sont hospitalisés même si celle-ci n'est pas statistiquement significative.

3.6.2 : Influence de l'âge :

Nous avons comparé chez les assistants maternels et les structures, le taux de réponse aux recommandations (bon > 75% et mauvais < 75%) chez les enfants de moins ou de plus de 6 mois.

Tableau 19 : Influence de l'âge sur les conditions de couchage.
(Ass mat : Assistant Maternel, rép: réponse)

AGE	Taux rép. assmat			Taux rép. structure		
	Bon	Mauvais	Total	Bon	Mauvais	Total
< 6 mois	69	62	131	25	9	34
%	52,67%	47,33%	100,00%	73,53%	26,47%	100,00%
>6mois	231	154	385	47	41	88
%	60,00%	40,00%	100,00%	53,41%	46,59%	100,00%
TOTAL	300	216	516	72	50	122
%	58,14%	41,86%	100,00%	59,02%	40,98%	100,00%

Chez les assistants maternels et les parents, le test de Chi-square corrigé (Yates) ne retrouve pas de différence significative : p = 0,17 (assmat) et 0,06 (structure) > 0.05) entre ceux qui ont un taux de bonne ou mauvaise réponse en fonction de l'âge (moins ou plus de 6 mois). Donc, le fait que les nourrissons soient plus jeune (moins de 6 mois), n'influence pas les conditions de couchage, les professionnels et les parents ne prennent pas plus de précaution lorsque l'enfant a moins de 6 mois.

3.6.3 : Influence du rang de fratrie :

Nous avons comparé chez les assistants maternels et les structures, le taux de réponse aux recommandations (bon > 75% et mauvais < 75%) en fonction de leur rang dans la fratrie : 1 er ou non.

Tableau 20 : Influence du rang de fratrie sur les conditions de couchage.
(Ass mat : Assistant Maternel, rép: réponse)

	Taux	rép. Ass mat	Taux	rép. parents	Taux	rép. structures
Rang	Bon	Mauvais	Bon	Mauvais	Bon	Mauvais
2ème ou +	132	90	3	31	43	31
%	59,46%	40,54%	8,82%	91,18%	58,11%	41,89%
1er	136	107	3	34	33	17
%	55,97%	44,03%	8,11%	91,89%	66,00%	34,00%
TOTAL	268	197	6	65	76	48
%	57,63%	42,37%	8,45%	91,55%	61,29%	38,71%

Chez les assistants maternels, les parents et dans les structures, le test de Chi-square corrigé (Yates) ne retrouvent pas de différence significative (p = 0,50 chez les assistants maternels, p = 0,75 chez les parents et p = 0,48 dans les structures) entre ceux qui ont un taux de bonne ou mauvaise réponse en fonction de leur place dans la fratrie.

Donc, le fait que le nourrisson soit le premier d'une fratrie, n'influence pas les conditions de couchage. Les professionnels et les parents ne prennent pas plus de précaution lorsque l'enfant est le premier d'une fratrie.

3.6.4 : Influence de la prématurité ou du petit poids de naissance :

Nous avons comparé, le taux de réponse aux recommandations (bon > 75% et mauvais < 75%) en fonction de leur naissance prématurément ou non.

Tableau 21 : Influence de la prématurité sur les conditions de couchage.

(Ass mat : Assistant Maternel, rép: réponse, Tx: taux)

PREMA	Taux rép assmat			Tx rép parents			Tx rép Structure		
	Bon	Mauvais	Total	Bon	Mauvais	Total	Bon	Mauvais	Total
Non	284	197	481	4	60	64	71	48	119
%	59,04%	40,96%	100%	6,25%	93,75%	100,00%	59,66%	40,34%	100,00%
Oui	7	10	17	2	6	8	6	3	9
%	41,18%	58,82%	100%	25%	75%	100%	66,67%	33,33%	100,00%
TOTAL	291	207	498	6	66	72	77	51	128
%	58,43%	41,57%	100%	8,33%	91,67%	100,00%	60,16%	39,84%	100,00%

Chez les assistants maternels, les parents et les structures, le test de Chi-square corrigé (Yates) ne retrouvent pas de différence significative : $p = 0,22$ (assmat) $> 0,05$ et $p = 0,25$ (parents) et $p = 0,95$ (structures) entre ceux qui ont un taux de bonne ou mauvaise réponse en fonction de leur naissance prématurée ou non. Donc, le fait que le nourrisson soit prématuré, n'influence pas les conditions de couchage. Les professionnels et les parents ne prennent pas plus de précaution lorsque l'enfant est plus à risque car prématuré.

Puis, nous avons comparé chez les assistants maternels et les structures, le taux de réponses aux recommandations (bon > 75% et mauvais < 75%) en fonction de leur poids de naissance (< ou > 2500g).

Tableau 22 : Influence du poids de naissance sur les conditions de couchage.

(Ass mat : Assistant Maternel, rép: réponse, Tx: taux)

POIDS	Taux rép assmat		Tx rép parents		Tx rép structure		
	Bon	Mauvais	Bon	Mauvais	Bon	Mauvais	total
PN > 2500g	178	128	5	60	39	25	64
%	58,17%	41,83%	7,69%	92,31%	60,94%	39,06%	100,00%
PN < 2500g	12	10	1	6	6	1	7
%	54,55%	45,45%	14,29%	85,71%	85,71%	14,29%	100,00%
TOTAL	190	138	6	66	45	26	71
%	57,93%	42,07%	8,33%	91,67%	63,38%	36,62%	100,00%

Chez les assistants maternels, les parents et les structures, le test de Chi-square corrigé (Yates) ne retrouvent pas de différence significative : p = 0,91 (assmat), p = 0,90 (parents) et p = 0,37 (structures) entre ceux qui ont un taux de bonne ou mauvaise réponse aux recommandations en fonction de leur poids de naissance inférieur ou non à 2500g.

Donc, le fait que le nourrisson est un petit poids de naissance, n'influence pas les conditions de couchage. Les professionnels et les parents ne prennent pas plus de précaution lorsque l'enfant est plus à risque car avec un plus petit poids de naissance.

3.7 Cumul des recommandations :

En regroupant toutes les recommandations et les facteurs de risques protecteurs ou non, précédemment énumérés, on a regroupé les résultats en 4 groupes :
- Réponse aux recommandations parfaite : 100 % de bonnes réponses.
- Réponse aux recommandations correcte : entre 75 et 100% de bonnes réponses.
- Réponse aux recommandations moyenne : entre 50 et 75 % de bonnes réponses.
- Réponse aux recommandations faible : moins de 50% de bonnes réponses

Tableau 23 : Cumul des recommandations.(Ass mat : Assistant Maternel)

TAUX	Fréquence assmat	%	Fréquence parents	%	Fréquence structure	%
parfait	6	1,13%	0	0%	0	0%
correcte	302	57,09%	6	8,33%	79	59,84%
moyen	211	39,89%	49	68,06%	51	38,64%
faible	10	1,89%	17	23,61%	2	1,52%
Total	529	100,00%	72	100,00%	132	100,00%

On retrouve que seulement 1,13 % des enfants étaient couchés selon toutes les recommandations.

4. DISCUSSION

4.1. Rappels des résultats :

Nous avons réalisés pour cette étude un questionnaire dans 3 populations différentes dans le département des Deux-Sèvres : les structures d'accueil jeune enfant, les assistants maternels (pour les nourrissons de moins d'un an) ; et chez les parents consultant à la PMI (dans les deux premiers mois de vie de leur enfant).

Au total, 733 questionnaires ont pu être exploités dans notre étude.

On retrouve que seulement 1,13% des enfants sont couchés selon toutes les recommandations et les facteurs protecteurs pour la prévention de la MIN.
Les enfants couchés correctement (entre 75 et 100% des recommandations respectées) ne concernaient que 57,09% chez les assistants maternels, 59,84% dans les structures et seulement 8,33% chez les parents.
La recommandation, qui est la moins respectée, se situent pour les 3 groupes au niveau de la présence d'accessoires dans le lit.
Mais chez les parents, même les principales recommandations sur le couchage : la position en décubitus dorsal (seulement 76,39%), l'utilisation du lit à barreaux (48,61% la nuit et 33,33% pendant la sieste) et l'utilisation de la turbulette (66,67%) ne sont pas respectées.

Dans un second temps, nous avons essayé de rechercher qu'est ce qui pouvait influencer le taux de bonne réponse aux recommandations : des caractéristiques concernant l'enfant (âge, poids de naissance, prématurité, rang dans la fratrie) et le type d'influence (maternité, hospitalisation en néonatologie, PMI).

4.2 Discussion de la méthode :

Le questionnaire a été établi avec les recommandations de l'AAP et adapté pour chaque population. Nous n'avons pas pu utiliser des recommandations françaises concernant la prévention de la MIN, car il n'en existe pas.

Cette étude comporte certaines limites. En effet, en particulier pour les assistants maternels et les structures, l'évaluation est subjective en fonction de chaque interlocuteur (température de la chambre, matelas adapté,...). De plus le questionnaire a été rempli au domicile des assistants maternels ou dans les structures par les personnes concernées sans évaluation objective de notre part. Concernant les parents, ils ont répondu au questionnaire devant les puéricultrices, ce qui peut induire des biais dans les réponses de peur d'être jugé.

Au niveau des critères d'inclusion, nous avons préféré prendre les enfants de moins d'un an pour les structures et les assistants maternels, car c'est la population la plus touchée par la MIN.
Pour les parents, les critères d'inclusion ont été réduits au moins de 2 mois, afin d'évaluer si les recommandations étaient respectées pendant la période la plus critique pour la MIN. Comme les parents consultaient à la PMI, nous voulions éviter le fait que les propos des parents soient influencés après de multiples entretiens avec les puéricultrices de PMI et le rappel des conseils sur la MIN et cela pouvait permettre de mieux évaluer les influences initiales.

4.3 Discussion des résultats :

L'objectif de l'étude était de faire un état des lieux de l'application des recommandations concernant la MIN chez les parents consultant à la PMI, les structures d'accueil jeune enfant et les assistants maternels du département des Deux-Sèvres et de les sensibiliser à la prévention de la MIN, si besoin.

4.3.1 Recommandations sur les pratiques de couchage :

- *Type de lit :*

Chez les parents, le couchage correct dans un lit à barreaux ou un lit parapluie sans matelas est seulement de 50% pendant la nuit et 33,33% la journée.
On retrouve une quantité non négligeable (9,72%) de pratique du cosleeping pendant la nuit. Est-ce que cela est dû à un défaut d'information ?
La pratique du cosleeping, fortement à risque de MIN, est en augmentation ces dernières années. Dans une étude américaine [27] de 2012, qui évaluait les facteurs de risques dans les cas de MIN entre le début des années 90 et les années 1996-2008, ils retrouvaient une forte augmentation de la pratique de 19,2% à 37,9% spécialement

pour les nourrissons de moins de 2 mois (29% versus 63,8%).

Une revue en 2013 [28] de 5 études cas-témoins américaines retrouvait que 22% des enfants décédés de MIN dormaient dans un environnement de cosleeping contre 9,6% des témoins.

Ce risque semblerait être augmenté plus l'enfant est petit en particulier chez les moins de 3 mois. Il est bien évidemment également en forte augmentation lorsque la cigarette, l'alcool ou des drogues entrent en jeu. Ce sujet fait toujours controverse du fait de l'intérêt qu'aurait le cosleeping dans l'allaitement.

Par contre, on voit qu'auprès des professionnels, les recommandations sur le lit sont plutôt respectées en particulier dans les structures avec plus de 96% de lit à barreaux. Malheureusement la majorité des assistants maternels préfèrent le lit parapluie, qui ne doit être utilisé qu'en lit d'appoint, ceci s'explique pour une question de coût et de place. La consigne du « sans matelas » n'est pas encore complétement effectuée avec plus de 7 % chez les assistants maternels ce qui fait que ce type de couchage n'est plus sûr.

- ***Conditions de couchage :***

Dans cette étude, le décubitus dorsal était retrouvé à 2 mois que chez 76,39% pour les parents, mais à 93,19% (assistants maternels) et 95,45% (structures) chez les professionnels, chez les enfants de moins d'un an. Ceci paraît logique car il existe des protocoles dans les structures et les assistants maternels sont fortement sensibilisés aux conseils pour la MIN en formation. Cependant, la plupart des assistants maternels justifient leur couchage par le souhait des parents avec les excuses habituelles (mauvais sommeil, coliques,…).

Une étude réalisée en 2010 [29] à la maternité du CHU de Poitiers pour évaluer les positions de couchage à trois mois retrouvait que la position dorsale exclusive étaient utilisée dans 88,4% des cas. Ils avaient montré une évolution favorable de ce taux de 1999 à 2010.

Selon les recommandations, on ne doit retrouver aucun objet autour de la tête de l'enfant. Cette consigne est très peu respectée. Cela est principalement dû à la présence d'une peluche ou doudou dans le lit et également de la présence d'un tour de lit. Il y a également des nouveaux gadgets qui ont fait leur apparition (cale-bébé, cocoonababy, matelas d'apnée, oreiller anti-tête plate). Les constructeurs jouent sur le créneau du confort et du stress parental et tous ces objets sont vendus malheureusement dans les magasins de puériculture et se retrouvent dans tous les magazines spécialisés. Pourtant ils sont inutiles voire dangereux.

Une étude américaine menée aux Etats-Unis en 2010 [30] a constaté que plus d'1/3 des photos de ces magazines montraient des enfants couchés dans des positions non recommandées et 2/3 montraient un environnement non conforme. On n'a pas besoin d'aller chercher loin, il suffit de regarder dans les pages du carnet de santé remis à la naissance de l'enfant, où l'on retrouve la présence du demi-tour de lit en photo.

L'utilisation de la turbulette semble être rentrée dans les mœurs, et une recommandation acquise à plus de 90% chez les professionnels, mais il n'est pas encore complétement acquis chez les parents, avec une grosse utilisation des couvertures. Probablement cela est du au fait que l'enquête s'est fait en période hivernale et qu'ils avaient peur que leur enfant soit trop peu couvert.

Il n'existe pas vraiment de recommandations concernant les déplacements de l'enfant. Il faudrait que l'ensemble des utilisateurs connaisse les bonnes conduites à avoir pour ces pratiques. En effet, ces pratiques de portage sont de plus en plus fréquentes ces dernières années. Plus de 20% des parents dans notre étude disent l'utiliser pour les déplacements plutôt que les moyens traditionnels (cosy, poussette,…). Plusieurs cas de MIN ont déjà été décrits avec des écharpes de portage, y compris dans notre région. Les parents ne sont pas formés en achetant ce type d'écharpe sur les recommandations qui entourent leur utilisation. L'AAP précise dans ces recommandations que le visage doit être visible, que le nez et la bouche doivent être dégagés, et qu'il faut éviter la position fœtale.

- *Température de la chambre :*

En général, le grand public et les professionnels connaissent la recommandation de la température entre 18 et 20°C, mais il est vrai que dans certains logements ou dans certaines structures il semble difficile d'uniformiser les températures en particulier lors des fortes chaleurs ou de grands froids avec des chauffages collectifs. C'était le cas dans cette étude du fait de sa réalisation en période hivernale.

4.3.2 Recommandations pour les autres facteurs de risque

- *L'utilisation de la tétine :*

L'utilisation de la tétine dans cette étude est utilisée dans environ la moitié des cas. Selon les recommandations de l'AAP [22], il faut considérer l'utilisation de la tétine comme une recommandation, comme aux Pays-bas [31]. Il semble compliqué d'obliger les parents récalcitrants à l'utilisation de la tétine pour le sommeil, mais cela est probablement possible en les informant de son effet protecteur et de l'utilisation seulement pendant les périodes de sommeil. Dans la phase d'apprentissage de l'allaitement maternel (1er mois), l'utilisation de la tétine n'est généralement pas encouragée, mais il faut informer les parents de son effet protecteur et des règles de bonnes pratiques.

- *Le mode d'allaitement :*

Les disparités des résultats entre les parents et les deux autres populations s'expliquent par l'âge des enfants, avec des nourrissons de moins de 2 mois avec un taux de plus de 40% tout à fait correct d'allaitement maternel exclusif. Après l'entrée en collectivité ce taux chute, pour des raisons de logistique évidentes.

Il semble évident que la promotion de l'allaitement pour des multiples raisons y compris la diminution du risque de MIN est essentielle, la prolongation du congé maternité pourrait permettre d'améliorer ce taux.

- *Le tabagisme :*

92,06% des assistants maternels se déclarent non-fumeurs. Et 30,56% des parents se déclarent fumeurs.

On sait que le taux en France serait de 20 à 25 % de femmes enceintes fumeuses [7]. Probablement le taux de cette étude aurait dû être plus élevé en particulier chez les assistants maternels qui ne voulant pas être jugés répondent négativement à cette question.

Nous ne répéterons jamais assez les conséquences du tabagisme passif sur les nourrissons [16]. On retrouve toujours l'excuse : « jamais dans la maison, jamais en présence de l'enfant ».

De multiples études ont montré l'augmentation du risque de MIN (3 à 4 fois) avec le tabagisme maternel. Il y a probablement un effet dose, donc la simple diminution de la consommation permettrait une diminution des risques. Cela est dû à des mécanismes complexes où le tabac altère le système nerveux central fœtal responsable de dysrégulation dans le contrôle veille-sommeil et cardio-respiratoire, générant ainsi un état de vulnérabilité. Evidemment, il ne faut pas oublier les pères, également concernés que cela soit en anté ou en post-natal [31].

4.3.3 Influence sur les positions de couchage

- *Influence de l'extérieur :*

Dans cette étude, le passage à la maternité ne semble pas avoir beaucoup influencé les parents, mais nos chiffres sont difficiles à prendre en compte, au vu du nombre de réponses peu correctes concernant les recommandations chez les parents.

Ceci n'est pas forcement dû à un défaut d'information. L'information aux mères n'est certainement pas donnée de façon optimale. Le séjour à la maternité est souvent inapproprié avec cette thématique de la mort irrecevable en post-partum immédiat.

De plus, ces mères qui viennent d'accoucher reçoivent de nombreuses informations à la sortie de la maternité : soins aux nouveau-nés, vaccinations, vitamines, contraception post-partum, rééducation périnéale, ... La masse d'informations peut être trop importante dans un moment de la vie psychiquement et physiquement intense. Les mères font le tri et elles font probablement un blocage psychologique sur les informations pouvant entraîner la « mort » de leur enfant.

Les indications que suivent les parents et les professionnels de la petite enfance viennent en grande partie des professionnels de santé.

Mais les professionnels donnent-ils l'information? En effet une étude turque [32] en 2011 montre que concernant les professionnels de santé, 17% choisissaient la position sur le côté, et 10% choisissaient la position sur le ventre comme position sûre. Seulement 72% des professionnels parlent des conditions de couchage pendant les consultations avec les jeunes parents.

Le passage en hospitalisation (néonatologie) ne retrouve pas de différence significative mais il semble qu'il y ait quand même une tendance bénéfique concernant la réponse aux recommandations.

Concernant l'influence de la PMI, nos résultats sont en corrélation avec l'accompagnement mis en place sur ce département. En effet, chez les assistants maternels, le taux de mauvaise réponse plus important avec l'influence de la PMI est à rapprocher :
- de leurs difficultés matérielles à assurer un suivi rapproché de ces professionnels tout au long de leur agrément,
- d'une appropriation lente par ceux-ci de leur statut de professionnel de la petite enfance et donc de leur rôle et place.

Alors que dans les structures, le test retrouve une différence dans le sens inverse avec une influence positive de la PMI. Ceci est cohérent avec la politique menée pour améliorer l'offre d'accueil en la matière : 2/3 des structures ont été ouvertes depuis

2000 avec un accompagnement formalisé du projet à l'ouverture, et des inspections régulières par la PMI.

- *Influence de l'âge et du rang de fratrie :*

Cette étude n'a pas montré de différence significative, mais une tendance semble se détacher. En effet les structures et les assistants maternels semblent plus respecter les recommandations pour la population des moins de 6 mois, ceux qui paraît adapté car cette population est plus à risque de MIN.

- *Influence de la prématurité et du poids de naissance :*

On n'a pas montré de différence de prise en charge des enfants nés prématurément ou avec un petits poids de naissance. Hors il est prouvé que cette population est plus à risques de MIN [19].

Dès le milieu des années 1990, les études sur les facteurs de risque de la MSN ont montré que les prématurés étaient à plus haut risque que les enfants nés à terme [33] (taux global de MSN : 1,20 pour 1000 naissances alors que 3,52 pour 1000 naissances chez les prématurés nés entre 24 et 28 SA ; 3,01 pour 1000 pour ceux nés entre 29 et 32 SA ; et 2,27% pour 1000 pour ceux nés entre 33 et 36 SA).

On sait que l'hospitalisation en néonatologie devrait être une opportunité par rapport au séjour court en maternité d'informer les parents et les équipes soignantes sur les recommandations de prévention de la MIN dans le couchage chez une population de prématurés plus à risque [34].

Cette étude a donc mis en évidence plusieurs résultats intéressants dans les pratiques de couchage dans le département de Deux-Sèvres. Mais au vu des disparités régionales, nous ne pouvons pas faire une extension de nos résultats. La force de notre étude est d'avoir pu faire un état des lieux important des professionnels (529 assistants maternels et 132 structures) et l'une des faiblesses est la faible population des parents, qui ne permet pas de faire un état des lieux vraiment précis. Les premiers résultats semblent quand même inquiétant dans cette population et non négligeable. Dans 23,61% des cas, la consigne de décubitus dorsal n'est pas respectée par les parents. La consigne : « aucun objet autour de la tête de l'enfant » est très peu respectée : 72,59% des assistants maternels ne la respectent pas, 77,78% des parents et 93,18% des structures.

Il semble important que les professionnels de la petite enfance et de santé soient vraiment informés des recommandations concernant la prévention de la MIN afin de mieux guider les parents dans leur choix. Avec cette étude, on s'est rendu compte de l'intérêt et de l'inquiétude que pouvait avoir les professionnels sur ce sujet et leur demande de formation sur ce thème.

Il paraît essentiel qu'une nouvelle campagne de prévention nationale soit effectuée pour le grand public afin d'expliquer les conduites à risques en particulier pour les nouvelles modes du co-sleeping et des gadgets de puéricultures.

5. CONCLUSION

Cette étude a montré que seulement 1% des nourrissons étaient couchés dans un environnement complétement adapté. Ce qui nous interroge, c'est les conditions de couchage des nourrissons à leur domicile au vu des réponses des parents pour des nourrissons de moins de 2 mois.

Notre région étant l'une des plus touchée en France nous devons renforcer à tout prix nos actions de prévention. Des efforts par les professionnels de santé et de la petite enfance doivent être réitérés.

En 2011, paraissaient les résultats de l'enquête nationale 2007-2009 de l'Institut de Veille Sanitaire sur les MIN de moins de 2 ans. L'InVS estimait qu' « un nombre important de décès pourraient être évité chaque année si les nourrissons étaient couchés dans un environnement adapté » environ 150 décès par an et qu'il était « urgent de renouveler les campagnes en faveur d'un couchage sécurisé des enfants ».

Les centres de référence de la MIN se mobilisent, en particulier depuis 2013, avec la création de l'ANCReMIN: Association Nationale des Centres de Recherche sur la Mort Inattendue du Nourrisson, afin d'améliorer la prévention de la MIN. Quelques-unes de leurs pistes de prévention sont d'établir des recommandations officielles claires, l'information des pouvoirs publics aux professionnels de santé et de la petite enfance, et la législation sur les photos publicitaires et sur le matériel de puériculture. La mise en œuvre d'un observatoire national est en cours d'élaboration et permettra une meilleure visibilité des cas de MIN.

Les recommandations de la HAS sont anciennes et mal suivies et les données épidémiologiques sont parcellaires. Il est donc essentiel que les pouvoirs publics se mobilisent pour fixer des recommandations officielles claires comme pour la prise en charge de la MIN et qui devraient figurer sur le site du ministère chargé de la santé et ou de la HAS ; et donner les moyens de prévention avec des campagnes nationales afin d'harmoniser les pratiques et les discours des professionnels.

Plusieurs facteurs de protection sont encore peu médiatisés en France, alors que certains figurent déjà sur les plaquettes de prévention dans d'autres pays (l'allaitement maternel, le partage de la chambre, la vaccination, l'utilisation des tétines). Dans les années 70, la position de couchage en décubitus ventral s'est imposée petit à petit et il a fallu plus de 10 ans pour se rendre compte de ses dangers et 10 années supplémentaires pour déclencher les premières campagnes de prévention. Il serait très regrettable que la baisse des efforts de prévention et les « nouvelles modes » de couchage et de puériculture aboutissent au même scénario. En effet, on voit une stagnation depuis la fin des années 1990 du taux de décès de MIN.

Il est donc urgent de renouveler les campagnes en faveur d'un couchage sécurisé des enfants (dernière en 2001). En effet les professionnels de santé, de la petite enfance et de la puériculture, se renouvellent, ainsi que des générations de parents.

Les messages de prévention doivent surtout atteindre les familles. Il est difficile de parler de prévention sans tomber dans un discours alarmiste et inquiétant. La prévention de syndrome de MIN ne repose pas sur la multiplication des gadgets mais plutôt sur la création d'un environnement adapté dans lequel le bébé pourra réagir au mieux en cas de situation à risque.

Il persiste encore beaucoup de situations où le couchage est dangereux (problème de literie, co-sleeping, écharpe de portage, …). Des messages véhiculés par les professionnels de santé sont parfois insuffisamment pédagogiques ou contradictoires, voire minimisant l'importance de la prévention. Les messages doivent donc être clairs pour tous les parents et leur entourage et doivent être diffusés par l'ensemble des soignants et professionnels impliqués dans la petite enfance de façon uniforme. Les professionnels doivent se mobiliser car ils sont les meilleurs relais de cette prévention. Trop souvent, ils ont peur d'effrayer les jeunes parents en évoquant le risque de la mort de l'enfant. D'autres estiment, ne pas avoir à intervenir dans un domaine où les choix parentaux relèvent à l'évidence de la sphère privée, sous prétexte de respecter la liberté individuelle.

Il reste certaines questions en suspens. A quel moment le message de la MIN sera le mieux reçu et intégré par les parents, en prénatal, à la maternité ? Avec quels types de message de prévention ? Quels moyens ? Quels sont les rôles des professionnels de santé ? Des professionnels de la petite enfance ? Comment mieux les former ?

BIBLIOGRAPHIE

[1] Bergman AB, Beckwith JB, Ray CG. Proceedings of the second international conference on causes of sudden infant death in infants. University of Washington Press. Seattle 1970 ; 14-22.

[2] Platt MW, Blair PS, Fleming PJ, Cole TJ. A clinical comparison of SIDS and explained sudden infant deaths : how healthy and how normal ? Arch Dis Child 2000 ; 82 : 98-106.

[3] Krous HF, Beckwith JB, Byard RW, Mitchell EA, *and al.* Sudden infant death syndrome and unclassified sudden infant deaths : a definitional and diagnostic approach. Pediatrics
2004 ; 114 : 234-8.

[4] Kinney HC, Thach MD and BT. The sudden infant death syndrome. N Engl J Med 2009 August 20 ; 361 (8) : 795-805.

[5] Aouba A, Péquignot F, Bovet M, Jougla E. Mort subite du Nourrisson : situation en 2005 et tendances évolutives depuis 1975. Bulletin épidémiologique hebdomadaire 2008 January 22 ; N°3/4 : 18-21.

[6] Moon RY, Horne RSC, Gauck FR. Sudden Infant Death Syndrome. Lancet 2007 ; 370 : 1578-87.

[7] Roussey M, Balençon M, Dagorne M, Defawe G, Tiphaine H, Venisse A. Données épidémiologiques actuelles sur les facteurs de risque et de protection dans la mort subite du nourrisson. Bulletin épidémiologique hebdomadaire 2008 January 22 ; N°3/4 : 22-24.

[8] Bloch J, Denis P, Jezewski-Serra D. Les morts inattendues de nourrissons de moins de 2 ans. Enquête nationale 2007-2009. Saint-Maurice : Institut de veille sanitaire ; 2011 : 1-56.

[9] Gilbert R, Salanti G, Haren M, See S. Infant sleeping position and the sudden infant death syndrome : systematic review of observational studies and historical review of recommendations from 1940 to 2002. International Journal of Epidemiology 2005 ; 34 : 874-887.

[10] Fleming PJ, Blair PS, and al. Environment of infants during sleep and risk of the sudden infant death syndrome : results of 1993-5 case-control study for confidential inquiry into stillbirths and deaths in infancy. BMJ 1996 ; 313 : 191-5.

[11] Ponsonby AL, Dwyer T, Cochrane J. Population trends in Sudden infant death syndrome. Seminars in Perinatologie 2002 ; 26 (4) : 296-305.

[12] Willinger M, Hoffman HJ, Hartford RB. Infant sleep position and risk for sudden infant death syndrome : report of meeting held January 13 and 14, 1994. National Institutes of Health, Bethesda MD. Pediatrics 1994 ; 93 : 814-9.

[13] Ponsonby AL and al. Factors potentiating the risk of sudden infant death syndrome associated with the prone position. The New England 1993 ; 6 : 377-382.

[14] Kemp JS, Unger B, Wilkins D, Psara RM, Ledbetter TL, Graham MA, Case MN, Thach BT. Unsafe sleep practices and an analysis of bedsharing among infants dying suddenly and unexpectedly: results of a four-year, population-based, death-scene investigation study of sudden infant death syndrome und related deaths. Pediatrics 2000 ; 106 (3) e41.

[15] Ostfeld BM, Perl H and al. Sleep environment, positional, lifestyle and demographic characteristics associated with bed sharing in sudden infant death syndrome cases: a population-based study. Pediatrics 2006 ; 118 : 2051-2059.

[16] Shah T, Sullivan K, Carter J, and al. Sudden Infant Death Syndrome and reporte maternal smoking during pregnancy. Am J Public Health 2006 ; 96 : 1757-9.

[17] Mitchell EA, Blair PS, L'Hoir MP. Should pacifiers be recommended to prevent sudden infant death syndrome ? Pediatrics 2006 ; 117 : 1755-8.

[18] Moon RY, Tanabe KO, Yang DC and al. Pacifier use and SIDS : evidence for a consistently reduced risk. Matern Child Health 2012 ; 16 : 609-14.

[19] Smylie J, Fell DB and al. Socioeconomic Position and Factors Associated with use of a nonsupine infant sleep position: findings from the canadian maternity experiences survey. Am J Public Health 2014 ; 104 (3) : 539-47.

[20] Warren G, Spiers G and PS. The triple risk hypotheses in sudden infant death syndrome. Pediatrics 2002 ; 110 (5) e64.

[21] American Academy of Pediatrics. Task force on sudden infant death syndrome. SIDS and other sleep-related infant deaths : expansion of recommendations for a safe infant sleeping environnement. Pediatrics 2011 ; 128 (5) : 1030-9.

[22] American Academy of Pediatrics. Changing concepts of sudden infant death syndrome: implications for infant sleeping environment and sleep position. Task force on infant sleep position and sudden infant death syndrome. Pediatrics 2000 ; 105 (3 Pt1) : 650-6.

[23] Site de la Société Française de Pédiatrie:
Conseils de prévention disponible à partir de l'URL :
http://www.sfpediatrie.com/fileadmin/mes_documents/pdf/Nouveaut%C3%A9s_du_s ite/2005/Octobre-Novembre-Decembre2005/conseils_de_prevention.pdf
[consulté le 06/08/13].

[24]Site de l'HAS:
Recommandations de pratiques disponible à partir de l'URL :
http://www.has-sante.fr/portail/jcms/c_533467/prise-en-charge-en-cas-de-mort-inattendue-du-nourrisson-moins-de-2-ans
[consulté le 13/08/13].

[25] Site de l'association « naître et vivre » :
Disponible à partir de l'URL :
http://naitre-et-vivre.org/centres-de-reference-min/
[consulté le 06/08/13].

[26] Moon RY, Calabrese T, Aird L. Reducing the risk of SIDS in child care and changing provider practices : lessons learned from a demonstration project. Pediatrics 2008 ; 122 : 788-798.

[27] Trachtenberg FL *and al*. Risk factor changes for sudden infant death syndrome after initiation of back-to-sleep campaign. Pediatrics 2012 ; 129 : 630-638.

[28] Carpenter R *and al*. Bed sharing when parents do not smoke : is there a risk of SIDS ? An individual level analysis of five major case-control studies. BMJ Open

2013 May 28 ; 3 (5).

[29] Roth JC. Conditions de couchage des nourrissons dans la prévention de la Mort Inattendue du Nourrisson au CHU de Poitiers étude de 2010 comparée à celles de 1999 et 2004. Thèse d'exercice pour le diplôme d'état de docteur en médecine : Université de Poitiers 2012.

[30] Jyner B, Gill-Bailey, Moon RY. Infant sleep environments depicted in magazines. Targeted to women of childbearing Age. Pediatrics 2009 ; 124 : 416-22.

[31] Mitchell EA. Recommandations for sudden infant death syndrome prevention : a discussion document. Arch Dis Child 2007 ; 92 : 155-159.

[32] Yikilkan H *and al.* Sudden infant death syndrome: how much mothers and health professionals know. Pediatrics 2011 ; 53 (1) : 24-28.

[33] Malloy MH, Hoffman HJ. Prematurity, sudden infant death syndrome and age of death. Pediatrics 1995 ; 96 : 464-71.

[34] Blair PS, Ward Platt M, Fleming PJ *and al.* Sudden infant death syndrome and sleeping position in pre-term and low birth weight infants : an opportunity for targered intervention. Arch Dis Child 2006 ; 91: 101-106.

ANNEXES

ANNEXE 1 : Questionnaire rempli auprès des structures d'accueil jeune enfant.

Étude sur la prévention de la MIN auprès des structures d'accueil jeune enfant dans les Deux-Sèvres chez les enfants de moins d'un an

INTERLOCUTEUR : Nom : ...   Fonction :...
Nom de la structure : ...
Nombre d'enfants et âge dans la structure : ...
Nombre d'enfants et âge dans la section de l'enfant : ...
DATE DE NAISSANCE de l'enfant :   SEXE :   F   /   M
ANTECEDENTS de l'enfant :
    Rang dans la fratrie : ...
    Prématurité : oui / non
    Poids de naissance : ....
    Grossesse : simple / multiple

1) « Dans quel lieu dort l'enfant ? »
    - dortoir tout âge
    - dortoir bébé
    - salle d'activité
    - autre : ...

2) « Dans quoi est couché l'enfant pendant les périodes de sommeil ? »
    - lit à barreaux
    - lit parapluie sans matelas
    - couffin
    - autre : ...

3) « Comment assurez- vous la surveillance de l'enfant pendant les périodes de sommeil ? »
    – présence continue d'un professionnel
    – présence discontinue d'un professionnel
    – visuel sur l'enfant
    – babyphone
    – autre: ...

4) « Le matelas est-il adapté à la literie (= touche les 4 bords du lit) ? »
- non
- oui

5) « Comment l'enfant est-il couvert quand il dort ? »
- turbulette
- couverture ou couette
- drap
- nid d'ange
- autre: …

6) « Comment l'enfant est-il habillé quand il dort ? »
- pyjama
- body
- torse nu avec couche
- reste habillé
- autre: …

7) « Qu'y a-t-il dans le lit de l'enfant ? »
- peluches
- oreiller
- tour de lit
- cocon
- cale-bébé ou cale-tête
- autre: ...

8) « Dans quelle position couchez- vous le plus souvent cet enfant ? » *(Une seule réponse possible)*
- sur le dos
- sur le ventre
- sur le côté

9) « Cet enfant a-t-il une tétine pour dormir ? »
- oui
- non

10) « Quelle est la température de la chambre où dort l'enfant ? »
   - inférieure à 18°C
   - entre 18 et 20°C
   - supérieure à 20°C

11) « Quel est le mode d'allaitement de ce bébé ? »
   - maternel
   - artificiel
   - mixte
   - alimentation diversifiée

12) « Qui a influencé votre façon de coucher cet enfant ? »
   - parents
   - équipe PMI
   - magazine ou médias
   - formation
   - protocoles de la structure
   - autre: …

13) « Les parents étaient ils d'accord avec votre façon de coucher leur enfant ? »
   - oui
   - non

ANNEXE 2 : Questionnaire rempli par les assistants maternels.

Étude autour de la prévention de la MIN chez les enfants de moins d'un an accueillis chez un assistant maternel dans les Deux-Sèvres.

Assistante maternelle /référent pour cette étude : ...

Nombre et âge des enfants accueillis : ...

DATE DE NAISSANCE de l'enfant : SEXE : F / M

ANTECEDENTS de l'enfant :
    Rang dans la fratrie : ...
    Prématurité : oui / non
    Poids de naissance : ....
    Grossesse : simple / multiple

1) « Dans quel lieu dort l'enfant ? »
    - seul dans une chambre
    - à plusieurs dans une chambre
    - autre:...

2) « Dans quoi est couché l'enfant pendant les périodes de sommeil ? »
    - lit à barreaux
    - lit parapluie sans matelas supplémentaire
    - lit parapluie avec matelas supplémentaire
    - couffin
    - lit adulte
    - autre : ...

3) « Comment assurez- vous la surveillance de l'enfant pendant les périodes de sommeil ? »
    – présence continue auprès de lui
    – présence discontinue auprès de lui
    – visuel sur l'enfant à distance
    – babyphone
    – autre : ...

4) « le matelas est il adapté à la literie c'est-à-dire touche t-il les 4 bords du lit ? »
- oui
- non

5) « Comment l'enfant est-il couvert quand il dort ? »
- turbulette
- couverture ou couette
- drap
- nid d'ange
- autre: …

6) « Comment l'enfant est il habillé quand il dort ? »
- pyjama
- body
- torse nu avec couche
- reste habillé
- autre: …

7) « Qu'y a-t-il dans le lit de l'enfant ? »
- rien
- peluches
- oreiller
- tour de lit
- cocon
- cale-bébé ou cale-tête
- autre:...

8) «Dans quelle position couchez- vous le plus souvent cet enfant ? » *(une seule réponse possible)*
- sur le dos
- sur le ventre
- sur le côté

9) « Cet enfant a-t-il une tétine pour dormir ? »
- oui
- non

10) « Quelle est la température de la chambre où dort l'enfant ? »
- inférieure à 18°C
- entre 18 et 20°C
- supérieure à 20°C

11) « Quel est le mode d'allaitement de ce bébé ? »
- maternel
- artificiel
- mixte
- alimentation diversifiée commencée

12) « Etes-vous fumeur/se ? »
- oui
- non

13) « Qui a influencé votre façon de coucher cet enfant ? »
- formation
- équipe PMI
- parents
- magazine ou médias
- autre: …

14) « Les parents étaient ils d'accord avec votre façon de coucher leur enfant ? »
- oui
- non

ANNEXE 3 : Questionnaire rempli auprès des parents.

Étude autour de la prévention de la MIN auprès des parents consultant les puéricultrices de PMI dans les Deux-Sèvres, au cours des deux premiers mois de vie de leur enfant.

PRENOM :

DATE DE NAISSANCE :

SEXE : F / M

INTERLOCUTEUR:
    Mère
    Père
    Les deux
    autre : ...

NIVEAU d'étude : *(une seule réponse possible)*
    père: primaire / secondaire / technique / supérieur
        profession : ...
    mère: primaire / secondaire / technique / supérieur
        profession : ...
    autre :   primaire / secondaire / technique / supérieur
        profession : ...

ANTECEDENTS de votre enfant :
    Rang dans la fratrie : ...
    Problèmes pendant la grossesse : ...
    Grossesse :   simple / multiple
    Lieu de Naissance : ...
    Hospitalisation en néonatologie : oui   non
    Prématurité :   oui   non   à quel terme : ...
    Poids de naissance : ...
    Problèmes de santé, maladies : ....

1) « Dans quel lieu dort votre bébé? »
    - chambre parentale
    - propre chambre
    - pièce commune
    - autre:...

2) « Dans quoi est couché votre enfant pendant les périodes de sommeil la nuit ? »
    - lit à barreaux
    - lit parental
    - lit parapluie avec matelas supplémentaire
    - lit parapluie sans matelas supplémentaire
    - couffin
    - lit adulte
    - doomoo
    - autre: …

3) « Dans quoi est couché votre enfant pendant les périodes de sommeil la journée ? »
    - lit à barreaux
    - lit parental
    - lit parapluie avec matelas supplémentaire
    - lit parapluie sans matelas supplémentaire
    - couffin
    - lit adulte
    - doomoo
    - autre: …

4) « Comment assurez- vous la surveillance de votre enfant pendant les périodes de sommeil ? »
    - présence continue auprès de lui
    - présence discontinue auprès de lui
    - babyphone
    - autre: …

5) « le matelas est il adapté à la literie c'est-à-dire touche t-il les 4 bords du lit ? »
    - oui
    - non

6) « Comment votre enfant est il couvert quand il dort ? »
- turbulette
- couverture ou couette
- drap
- nid d'ange
- autre: …

7) « Comment votre enfant est il habillé quand il dort ? »
- pyjama
- body
- torse nu avec couche
- reste habillé
- autre: …

8) « Qu'y a-t-il dans le lit de votre bébé ? »
- rien
- peluches
- oreiller
- tour de lit
- cocon
- cale-bébé ou cale-tête
- autre:...

9) « Dans quelle position couchez- vous le plus souvent votre bébé? » *(Une seule réponse possible)*
- sur le dos
- sur le ventre
- sur le côté

10) « Votre bébé a-t-il une tétine pour dormir ? »
- oui
- non

11) « Quelle est la température de la chambre où dort votre enfant ? »
- inférieure à 18°C
- entre 18 et 20°C
- supérieure à 20°C

12) « Quel est le mode d'allaitement de votre bébé ? »
- maternel
- artificiel
- mixte

13) « Etes vous fumeur/euse ? »
- oui
- non

14) « Utilisez-vous pour vos déplacements ? »
- Écharpe de portage
- porte bébé
- hamac de portage (porte bébé sling)
- autre: ...

15) « Qui a influencé vos choix? »
- équipe maternité
- médecin traitant
- équipe PMI
- famille
- magazine ou médias
- autre: ...

REMARQUE :   Date :   Signature :

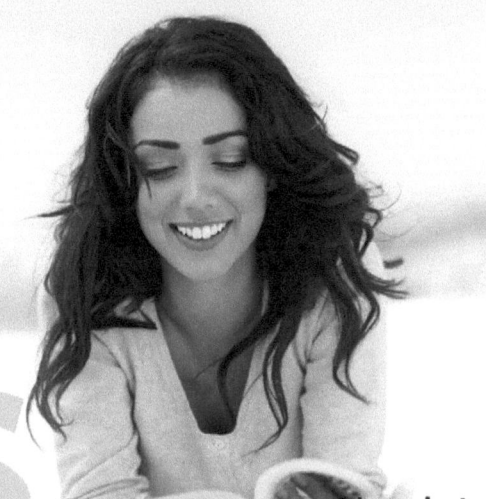

i want morebooks!

Buy your books fast and straightforward online - at one of the world's fastest growing online book stores! Environmentally sound due to Print-on-Demand technologies.

Buy your books online at
www.get-morebooks.com

Achetez vos livres en ligne, vite et bien, sur l'une des librairies en ligne les plus performantes au monde!
En protégeant nos ressources et notre environnement grâce à l'impression à la demande.

La librairie en ligne pour acheter plus vite
www.morebooks.fr

OmniScriptum Marketing DEU GmbH
Heinrich-Böcking-Str. 6-8
D - 66121 Saarbrücken
Telefax: +49 681 93 81 567-9

info@omniscriptum.de
www.omniscriptum.de

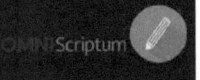

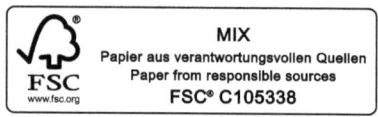

Printed by Books on Demand GmbH, Norderstedt / Germany